Vasanth Kumar M
Rajaganapathy K
Jayanthi B

Introdução à Farmacologia Experimental

Vasanth Kumar M
Rajaganapathy K
Jayanthi B

Introdução à Farmacologia Experimental

ScienciaScripts

Cover image: www.ingimage.com

This book is a translation from the original published under ISBN 978-620-7-46384-8.

Publisher:
Sciencia Scripts
is a trademark of
Dodo Books Indian Ocean Ltd. and OmniScriptum S.R.L publishing group

120 High Road, East Finchley, London, N2 9ED, United Kingdom
Str. Armeneasca 28/1, office 1, Chisinau MD-2012, Republic of Moldova, Europe
Managing Directors: Ieva Konstantinova, Victoria Ursu
info@omniscriptum.com

Printed at: see last page
ISBN: 978-620-8-39434-9

Conteúdo

CAPÍTULO 1

INTRODUÇÃO À FARMACOLOGIA EXPERIMENTAL

As experiências com animais são um aspeto importante da Farmacologia. Estas experiências podem ter como objetivo o ensino, a formação e a investigação. As experiências podem ser qualitativas (as concebidas para analisar a atividade) ou quantitativas (as concebidas para avaliar a atividade).

As experiências qualitativas desempenham um papel importante na descoberta de novos medicamentos. Qualquer novo medicamento, antes de ser comercializado, tem de ser objeto de estudos pré-clínicos ou em animais e, em seguida, de estudos clínicos. Os estudos em animais fornecem dados sobre a atividade, os parâmetros de segurança e o perfil farmacocinético da nova molécula. A nova molécula só pode ser objeto de uma avaliação clínica mais aprofundada se se provar que é segura e que possui as propriedades farmacológicas necessárias.

Os estudos quantitativos em animais têm por objetivo determinar a potência de um medicamento, especialmente no caso dos compostos que não podem ser testados por qualquer método físico ou químico. É o chamado bioensaio.

As experiências em animais podem ser efectuadas em tecidos ou órgãos isolados de um animal, o que se designa por estudo *in vitro*. São exemplos: Bioensaio da Acetilcolina utilizando o músculo rectus abdominus da rã, bioensaio da histamina utilizando o guinea pigileum, etc.

As experiências farmacológicas podem também ser realizadas em animais intactos. São os chamados estudos *in vivo*. Estes estudos ajudam-nos a estudar o efeito dos medicamentos num animal para termos uma ideia dos efeitos adversos, do perfil farmacocinético e dos níveis de dose terapêutica. Alguns exemplos de estudos *in vivo* são o rastreio da atividade analgésica em ratinhos, o rastreio da atividade anticonvulsivante em ratos e o rastreio da atividade diurética em cães.

Todas as instituições que realizam experiências com animais devem dispor de um biotério que deve estar registado no Committee for the Purpose of Control and Supervision of Experiments on Animals (CPCSEA).

A utilização de animais para fins experimentais deve ter em conta os seguintes aspectos:

- A sua manutenção deve ser efectuada com o máximo cuidado.
- Devem ser mantidas condições de limpeza e higiene absolutas.
- A cama dentro das gaiolas deveria ser mudada regularmente.
- A temperatura do seu ambiente deve ser mantida a níveis óptimos.
- A alimentação fornecida deve ser limpa e nutritiva.
- Deveria ser fornecida aos animais água potável limpa.
- Embora os animais sejam utilizados para fins experimentais, devem ser manuseados com cuidado. A dor e outros incómodos devem ser mantidos ao nível mais baixo possível.
- Se o animal tiver de ser sacrificado, devem ser seguidos métodos humanos

INSTRUMENTOS DE USO CORRENTE EM FARMACOLOGIA

Tambor Kymograph com banho de órgão de estudante

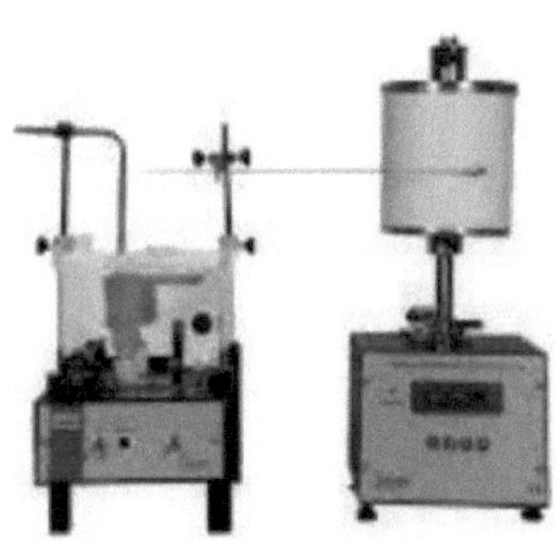

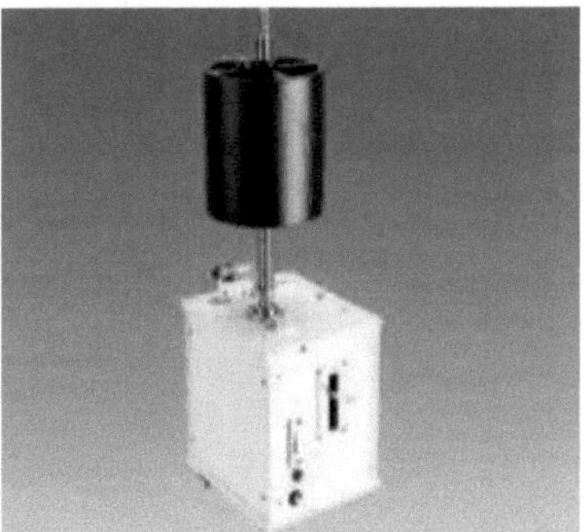

O banho de órgãos para estudantes é um aparelho muito utilizado nos laboratórios de farmacologia para efetuar bioensaios. O banho de órgãos não é um aparelho único, mas é uma combinação de muitas unidades pequenas, tais como

Câmara de banho
Tubo do órgão
Bobina de vidro
Reservatório PSS
Aquecedor
Termostato
Aerador
Alavanca

O quimógrafo consiste num tambor rotativo, com um papel quimográfico sobre o qual um estilete se move para cima e para baixo, mostrando os efeitos dos medicamentos nos tecidos contrácteis.

Aparelho de Rota rod

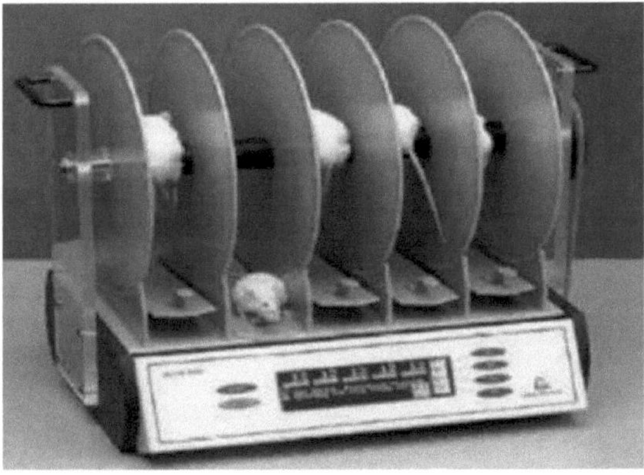

Consiste numa haste horizontal de madeira ou de metal com 3 cm de diâmetro, revestida de borracha e ligada a um motor com velocidade regulada para 2 rotações por minuto. A haste

tem 75 cm de comprimento e está dividida em 6 secções por discos de plástico, permitindo assim o teste simultâneo de 6 ratos. Este aparelho é utilizado para avaliar a atividade de medicamentos que interferem com a coordenação motora.

Actofotómetro CNS

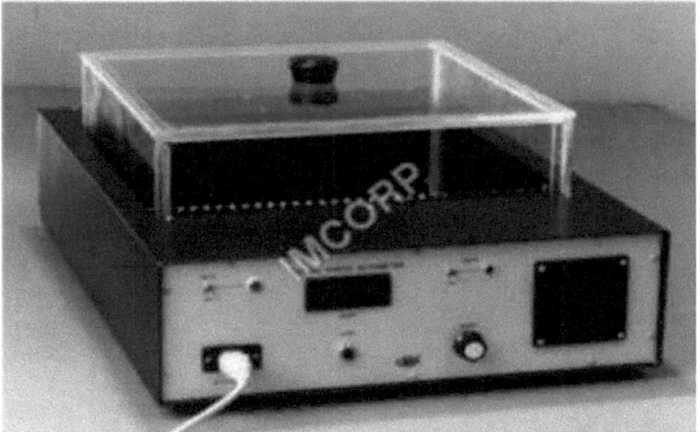

Arena quadrada de campo aberto (68 x 68 x 45 cm) equipada com 2 filas de 8 fotocélulas, sensíveis à luz infravermelha, colocadas a 40 e 125 mm acima do chão. As fotocélulas estão espaçadas de 90 mm. Este aparelho é utilizado para avaliar a atividade estimulante ou depressora do SNC.

Aparelho de campo aberto

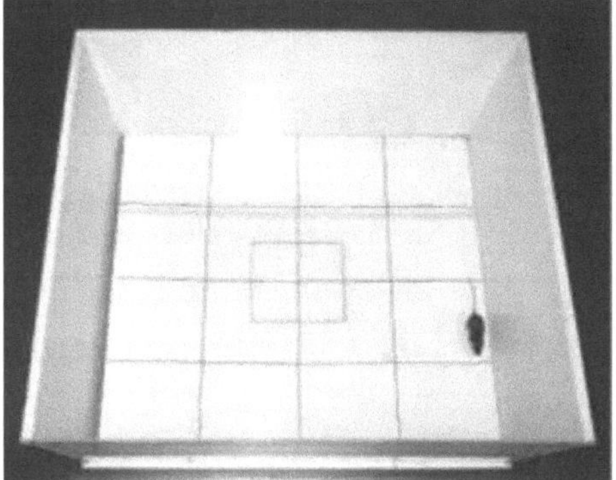

O aparelho de campo aberto para ratos é constituído por um contraplacado branco de 72 72 cm de altura e paredes de 36 cm. No chão, são traçadas linhas que dividem o chão em dezasseis quadrados de 18 18 cm. Este aparelho é utilizado para avaliar a atividade estimulante ou depressora do SNC.

Aparelho de plano inclinado

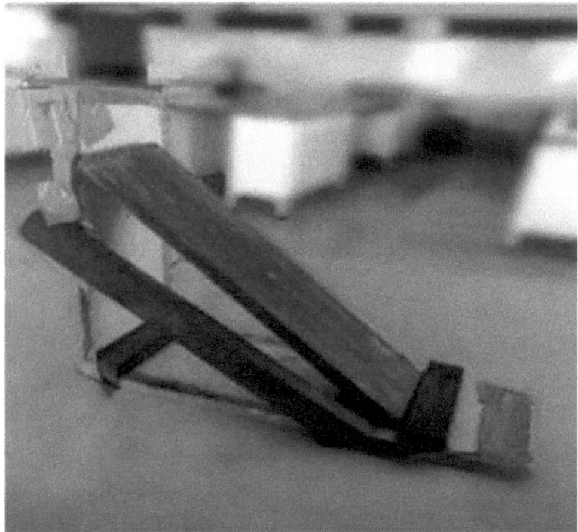

O plano é constituído por duas placas rectangulares de contraplacado ligadas numa extremidade por uma dobradiça. Uma placa é a base e a outra é o plano inclinado móvel. Na base estão fixados dois painéis laterais de contraplacado com graus marcados na sua superfície. Este aparelho é utilizado para testar a atividade relaxante muscular de compostos.

Elevado mais labirinto

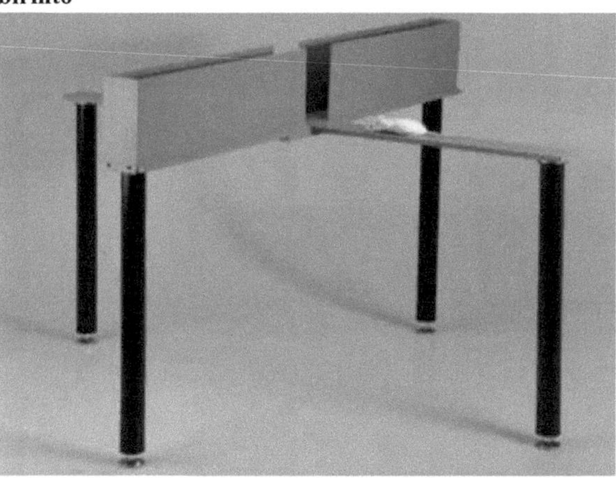

O labirinto plus é constituído por dois braços abertos de 43 X 15 cm (C X L) e dois braços fechados de 43 X 15 23 cm (C X L X A), abertos para cima, dispostos de modo a que dois braços abertos estejam abertos um para o outro. O labirinto é elevado a uma altura de 70 cm. Este aparelho é muito utilizado para avaliar a atividade ansiolítica.

Aparelho de quadro de furos

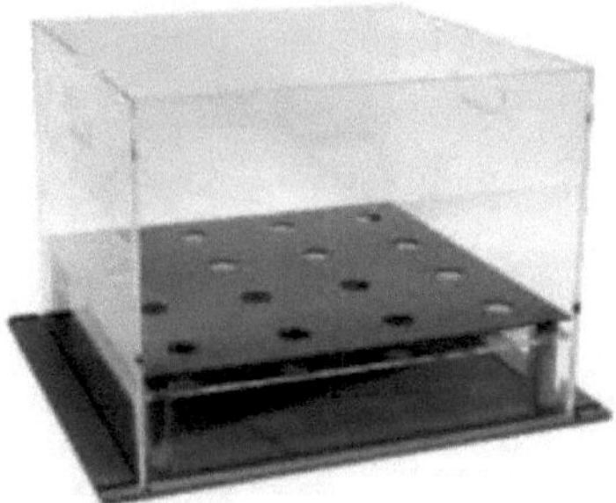

O quadro de orifícios tem um tamanho de 40X 40 cm. Tem dezasseis buracos com um diâmetro de 3 cm cada, distribuídos uniformemente no chão. O tabuleiro é elevado de modo a que o rato que introduz o nariz no buraco não veja o fundo. Este aparelho é utilizado para avaliar os efeitos ansiolíticos dos medicamentos.

Método da placa quente de Eddys

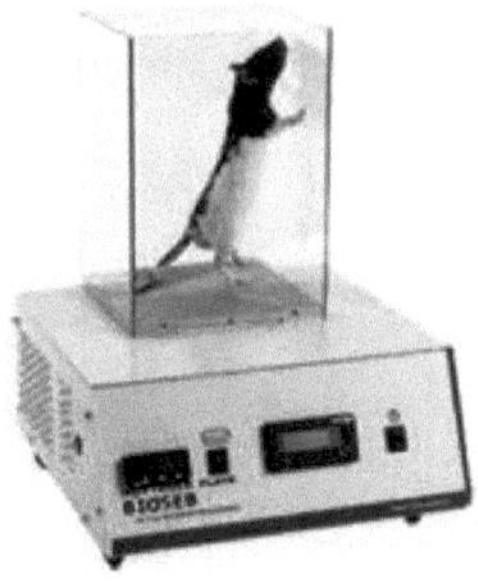

A placa de aquecimento é constituída por uma superfície aquecida eletricamente. A temperatura é controlada para 55° a 56 °C. Pode ser uma placa de cobre ou uma superfície de vidro aquecida. Este aparelho é muito utilizado para avaliar a atividade analgésica.

Analgesiómetro

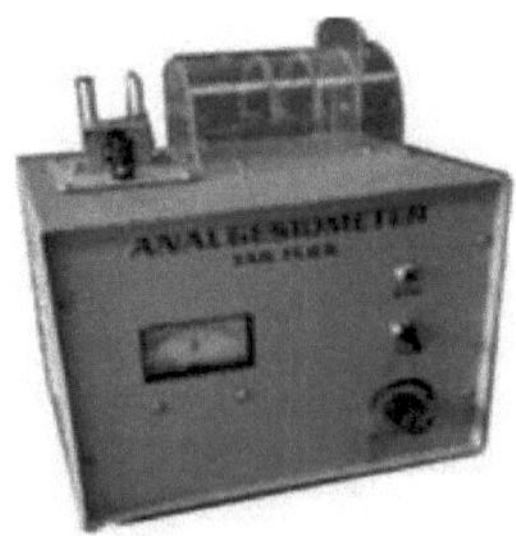

O animal é colocado numa pequena gaiola com uma abertura para a cauda na parede posterior. A cauda é segurada suavemente pelo investigador. Através da abertura de um obturador, um feixe de luz que exerce calor radiante é direcionado para o terço proximal da cauda. Este aparelho é amplamente utilizado para avaliar a atividade analgésica.

Electroconvulsiómetro

ELECTRO CONVULSIOMETER

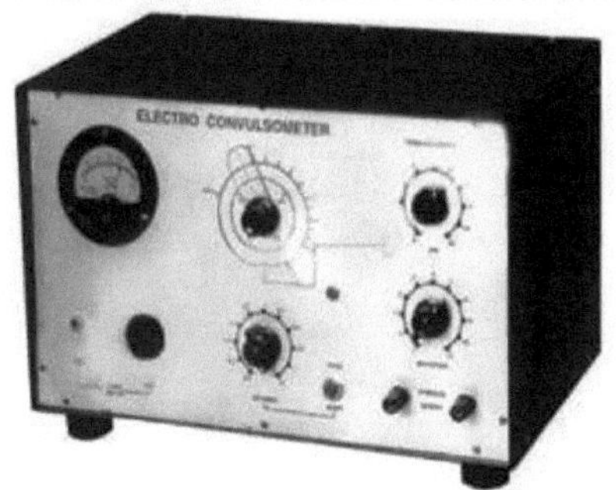

O electroconvulsiómetro é um aparelho com eléctrodos na córnea ou no ouvido que é utilizado para administrar os estímulos. A intensidade do estímulo depende do aparelho, por exemplo, foram utilizados 12 mA, 50 Hz durante 0,2 s. Este aparelho é utilizado principalmente como uma indicação para compostos que são eficazes na epilepsia de grande mal.

ANIMAIS UTILIZADOS PARA FINS EXPERIMENTAIS

Alguns dos animais habitualmente utilizados para fins experimentais

1. **Rato: (*Mus musculus*)**

- **São os animais de laboratório mais pequenos**
- **Pode ser criado uniformemente**
- **Barato e fácil de manusear**
- **Sensível a pequenas doses de medicamentos**
- **A estirpe comum é a estirpe albina suíça**
- **Utilizado em**

a) Estudos de toxicidade aguda
b) Bioensaio da insulina
c) Rastreio de medicamentos que actuam no SNC
d) Ensaios de teratogenicidade

2. **Rato: (*Rattus norvegicus*)**

- **Muito comum e mais adequado para trabalhos experimentais**
- **Tamanho pequeno**
- **Maior sensibilidade ao medicamento**
- **Disponibilidade em estirpe pura e uniforme**
- **Capacidade de resistir a longos períodos de experimentação**
- **As estirpes originais de ratos consanguíneos mais utilizadas são os ratos Wistar e Sprague Dawley**
- **Utilizado em**

a) Rastreio de várias classes de agentes psicofarmacológicos, analgésicos, anticonvulsivos, anti-hipertensivos, antidiabéticos, antifertilidade
b) Estudos de toxicidade aguda e crónica
c) Para estudar a mutagenicidade, a carcinogenicidade e a teratogenicidade
d) São utilizados tecidos isolados: útero, íleo, faixa de fundos, canais deferentes

3. **Porco-da-índia: (*Cavia Porcellus)***

- **Dócil**
- **Fácil de criar em cativeiro**
- **Utilizado para**

a) Avaliação de compostos broncodilatadores contra a asma induzida por histamina e acetilcolina
b) Estudos imunológicos - teste de hipersensibilidade retardada
c) Rastreio anestésico local
d) Bioensaio de digitalis
e) Avaliação de medicamentos antituberculosos
f) Função coclear altamente sensível e, por conseguinte, utilizada em experiências auditivas
g) Tecido isolado - ílio, cadeia traqueal, canal deferente, útero.

4. **COELHO: (*Oryctolagus cuniculus*)**

- **Dócil**
- **Utilizar:**

a) Teste pirogénico de grandes volumes parentais
b) Bioensaio da insulina

c) Rastreio de medicamentos antidiabéticos e miméticos do curare
d) Testes de irritação cutânea
e) Para rastrear agentes antifertilidade
f) Para estudos de teratogenicidade
g) Tecido isolado: coração, duodeno, íleo.

- Os coelhos da Nova Zelândia são amplamente utilizados

5. HAMSTER:

Duas espécies utilizadas:

- **Hamster dourado/ hamster sírio: Utilizado em virologia, cancro, investigação nutricional, genética e fisiologia reprodutiva.**
- **Hamster chinês: Utilizado na investigação da diabetes (elevada incidência de DM nesta espécie provavelmente devido à deficiência de células β2)**

6. CAT:

- **Caraterística única - membrana nictitante altamente desenvolvida.**
- **Utilizações:**

a) Estudar os medicamentos que actuam sobre a P.B.
b) As paredes das veias são mais fortes e mais fáceis de manipular do que as do coelho
c) Contração da membrana nictante - agentes bloqueadores do gânglio de rastreio
d) Os gatos são sensíveis à metemoglobulinemia induzida por medicamentos e são utilizados para estudar a toxicidade desses medicamentos

7. CÃO:

- **Os cães Mongrel e Beagle são normalmente utilizados**
- **Fácil de domar**
- **Utilizado para**

a) Estudo antidiabético
b) Rastreio de antiarrítmicos

8. MONKEY:

- **Ordem mais elevada de mamíferos**
- **Estruturalmente e funcionalmente igual ao homem**
- **Possui um útero de tipo humano e apresenta um ciclo menstrual regular**
- **O cérebro é semelhante ao do homem**
- **Ideal para o rastreio psicofarmacológico**

9. RÃ:

- **Anfíbio**
- **Utilizações:**

a) Estudar os medicamentos no coração e na junção neuromuscular.
b) Estudar o anestésico local
c) Determinação da toxicidade da retina

MANUTENÇÃO DE ANIMAIS DE LABORATÓRIO DE ACORDO COM AS DIRECTRIZES DO CPC SEA

OBJECTIVO:

Promover a prestação de cuidados humanos aos animais utilizados na investigação e em ensaios biomédicos comportamentais, com o objetivo básico de fornecer especificações que melhorem o bem-estar dos animais e a qualidade na prossecução do avanço dos conhecimentos biológicos relevantes para os seres humanos e os animais

CUIDADOS VETERINÁRIOS

Devem ser prestados cuidados veterinários adequados, que são da responsabilidade de um veterinário ou de uma pessoa com formação ou experiência em ciências e medicina de animais de laboratório.

QUARENTENA, ESTABILIZAÇÃO E SEPARAÇÃO

Quarentena é a separação dos animais recém-recebidos dos que já se encontram na instalação até que a saúde e, possivelmente, o estado microbiano dos animais recém-recebidos tenham sido determinados.

ALIMENTOS E ÁGUA

Os animais deveriam ser alimentados com alimentos palatáveis, não contaminados e nutricionalmente adequados.

CAMAS

O material de cama deveria ser absorvente, isento de produtos químicos tóxicos ou outras substâncias susceptíveis de ferir os animais ou o pessoal, e não deveria ser facilmente consumido pelos animais.

As camas deveriam ser retiradas e substituídas por materiais frescos tantas vezes quantas as necessárias para manter os animais limpos e secos.

PESSOAL TÉCNICO E DE CUIDADOS COM OS ANIMAIS

Os programas de cuidados com os animais requerem apoio técnico e zootécnico. As instituições devem empregar pessoas com formação em ciência de animais de laboratório para assegurar a implementação efectiva do programa.

SANEAMENTO E LIMPEZA

As salas de animais, os corredores, os espaços de armazenamento e outras áreas deveriam ser limpos com detergentes e desinfectantes adequados.

DURAÇÕES DAS EXPERIÊNCIAS

É essencial que o pessoal que cuida dos animais mantenha um elevado nível de limpeza pessoal. Deveriam ser disponibilizadas instalações e material para cumprir esta obrigação, por exemplo, duches, mudança de uniformes, calçado, etc.

RESTRIÇÃO

Deveriam ser disponibilizados os dispositivos necessários para a detenção de animais para exame e colheita de amostras, a fim de minimizar o stress.

TRANSPORTE DE ANIMAIS DE LABORATÓRIO

As principais considerações a ter em conta no transporte de animais são o modo de transporte, os contentores, a densidade dos animais nas gaiolas, a alimentação e a água durante o trânsito nas gaiolas, a alimentação e a água durante o trânsito, a proteção contra infecções, lesões e stress durante o trânsito.

INSTALAÇÕES FÍSICAS

Os materiais de construção deveriam ser selecionados de modo a facilitar o funcionamento eficiente e higiénico das instalações para animais. Os materiais duráveis, à prova de humidade, resistentes ao fogo e sem costuras são os mais desejáveis para as superfícies interiores, incluindo a resistência a parasitas e pragas.

Os corredores devem ser suficientemente largos para facilitar a circulação do pessoal e do equipamento e devem ser mantidos limpos.

Os serviços públicos, tais como as linhas de água, os tubos de drenagem e as ligações eléctricas deveriam, de preferência, ser acessíveis através de painéis de serviço nos corredores exteriores aos compartimentos para animais.

PORTAS DE COMPARTIMENTOS PARA ANIMAIS

As portas devem ser resistentes à ferrugem, aos parasitas e ao pó. Devem ser corretamente ajustadas nos seus caixilhos e dispor de uma janela de observação. Podem também ser previstos fechos para as portas. Podem ser colocadas barreiras contra roedores nas portas das instalações para pequenos animais.

JANELAS EXTERIORES

As janelas não são recomendadas para instalações de pequenos animais. Contudo, quando as falhas de energia são frequentes e não existe energia de reserva, podem ser necessárias para proporcionar uma fonte alternativa de luz e ventilação.

PISOS

Os pavimentos devem ser lisos, à prova de humidade, não absorventes, antiderrapantes, resistentes a solventes ácidos, efeitos adversos de detergentes e desinfectantes.

PAREDES E TECTOS

As paredes devem estar isentas de fissuras, de penetrações de serviços públicos não vedadas ou de junções imperfeitas com portas, tectos, pavimentos e cantos. Os materiais de superfície devem ser capazes de resistir à lavagem com detergentes e desinfectantes.

ÁREAS DE ARMAZENAMENTO

Deveriam ser concebidas áreas de armazenamento separadas para os alimentos para animais, o material de cama, as gaiolas e os materiais que não estejam a ser utilizados.

MANUTENÇÃO DE REGISTOS

O Biotério deverá manter os seguintes registos:

Plantas da casa dos animais, que inclui uma planta típica.

Registo do pessoal do Biotério - tanto técnico como não técnico

Registo de saúde do pessoal/animais

Todos os PONs relevantes para os animais

Registos de criação, de existências, de compras e de vendas

Registo das experiências efectuadas com o número de animais utilizados

Registo de óbito

Registo clínico dos animais doentes

PROCEDIMENTOS OPERATIVOS NORMALIZADOS (POP)/ DIRECTRIZES

Um SOP deve conter o seguinte

itens:Nome do autor

Título do PON

Data de preparação

Referência a um PON anterior sobre o mesmo assunto e data (número de emissão e data)

Objectivos

Informações pormenorizadas sobre os instrumentos utilizados em relação aos animais com metodologia (número do modelo, número de série, data de entrada em funcionamento, etc.)

ELIMINAÇÃO

Os animais transgénicos e os animais knockout devem ser primeiro submetidos a eutanásia e depois eliminados conforme prescrito noutras partes das orientações. Deve ser mantido, por rotina, um registo da eliminação e do modo de eliminação.

CAPÍTULO 2

MANUSEAMENTO DE ANIMAIS DE LABORATÓRIO

Objetivo: Estudar a manipulação dos animais de laboratório.

ANIMAIS UTILIZADOS: Camundongos albinos, rato albino, cobaia albina, rato albino.

PRINCÍPIO

A manipulação dos animais é um aspeto importante da farmacologia experimental. Os animais de laboratório são dóceis. Devem ser manuseados com cuidado e corretamente imobilizados, de modo a evitar lesões no animal e no experimentador. Uma boa manipulação dos animais ajuda a evitar ferimentos nos animais e reduz o stress que pode ser causado pela manipulação dos animais. O manuseamento regular dos animais aumenta a sua familiaridade e reduz a sua agressividade.

PROCEDIMENTO

1. Ratos e ratazanas:

Para retirar os ratos e as ratazanas da gaiola ou para os deslocar de um local para outro, são geralmente agarrados pela base da cauda. Os animais deveriam ser suspensos no ar durante mais de dois ou três segundos. Uma duração superior a esta torna o animal agressivo. Se o rato/rato se agarrar à gaiola, deve ser cuidadosamente desalojado. O animal é segurado pela base da cauda com a mão direita e a outra mão é colocada sobre a pele solta do dorso do animal, mantendo o polegar e o indicador sobre o pescoço, perto das orelhas. Em seguida, a cauda é colocada entre os dois últimos dedos da mão que está a segurar a nuca. Com esta técnica, o animal não poderá mexer a cabeça.

2. Porquinho-da-índia:

Os porquinhos-da-índia raramente mordem. São animais muito dóceis e assustam-se facilmente, vocalizando e contorcendo-se para evitar serem agarrados. Os membros posteriores devem estar sempre apoiados para evitar que o animal magoe as costas.

Para escolher um porquinho-da-índia, o animal deve ser abordado de uma forma calma e confiante.

Uma mão deve ser colocada sobre os ombros. O polegar da outra mão deve ser colocado atrás das patas dianteiras e os outros dedos do outro lado, em forma de taça. O animal deve ser apanhado e mantido numa posição vertical. Deve ser transportado colocando a mão livre por baixo do rabo para suportar o peso do animal.

Para a injeção, os membros posteriores são agarrados e estendidos com a mão livre e, nesta posição, podem ser administradas injecções intra-peritoneais.

3. Coelho:

Os quartos traseiros do animal devem estar sempre apoiados porque são susceptíveis de sofrer de luxação da coluna lombar. Uma forma de levantar o coelho consiste em passar uma mão por baixo do peito e levantá-lo suavemente com o outro braço a embalar o corpo. Nunca devem ser levantados pelas orelhas ou pelo pescoço.

CAPÍTULO 3

MÉTODOS DE ADMINISTRAÇÃO DE MEDICAMENTOS A ANIMAIS

Objetivo: Estudar as várias vias de administração de medicamentos a ratinhos.

PRINCÍPIO:

Algumas das vias normalmente utilizadas para a administração de medicamentos aos animais são a via oral, intra-peritoneal, intravenosa, subcutânea e intramuscular. A via selecionada para a administração de medicamentos é regida pela natureza do agente a administrar, o animal e o objetivo da administração. A via oral é fácil de administrar, mas o início de ação é mais lento. A via intraperitoneal envolve a injeção no peritoneu. Uma vez que o peritoneu oferece uma grande área de superfície para absorção, o início de ação é mais rápido. As técnicas para cada via variam de espécie para espécie, mas todas requerem um conhecimento geral da anatomia local no local da injeção. O investigador deve conhecer as propriedades fisiológicas da substância a injetar, uma vez que os veículos irritantes ou o fármaco podem causar danos e desconforto consideráveis nos tecidos.

VOLUMES RECOMENDADOS PARA INJECÇÃO/ORAL EM ANIMAIS:

Espécies	Intravenosa	Intra-peritoneal	Intramuscular	Subcutâneo	Oral
Rato	Veia caudal lateral0,2 ml	2-3 ml	Quadríceps/coxa posterior 0,05 ml	Caspa; 2-3 ml	10-50ml
Rato	Veia caudal lateral 0,5 ml	5-10 ml	Quadríceps/coxa posterior; 0,3 ml	O Scruff; 5-10 ml	10-40ml
Porquinho-da-índia	Veia da orelha; veia safena 0,5 ml	10-15 ml	Quadríceps/coxa posterior; 0,3 ml	O Scruff; 5-10 ml	10-20ml
Coelho	Veia marginal da orelha; 1- 5 ml (lentamente)	50-100 ml	Quadríceps/coxa posterior; músculos lombares 0,5-1 ml	Caspa, flanco; 30-50 ml	10-15ml

PROCEDIMENTO:

1. **Administração oral**

É preferível a administração direta por via oral. Pode ser utilizada uma agulha de ponta esférica para evitar lesões no esófago. A agulha de ponta esférica de 22 G é adequada para o rato. A outra opção é utilizar um tubo de alimentação oral.

O rato consciente é imobilizado manualmente com firmeza, agarrando uma prega de pele a partir da nuca e descendo pelo dorso, de modo a imobilizar o pescoço. Quando o pescoço é estendido, fica numa posição vertical, a agulha de alimentação oral ou o tubo de alimentação é passado suavemente através da boca e da faringe para o esófago.

2. **Injeção subcutânea**

É fácil de administrar e raramente é doloroso. Apresenta uma taxa de absorção mais lenta.

Pode ser utilizado um rato consciente. A injeção subcutânea pode ser feita na zona interescapular ou inguinal. O medicamento é injetado na zona interescapular. O rato é imobilizado e depois colocado numa superfície sólida. A agulha (27G é o ideal) é inserida sob a pele da zona interescapular, com o polegar e o indicador, e a substância é então injectada. O volume máximo que pode ser injetado é de 3 ml.

3. Administração intraperitoneal

É a via mais comum de administração de medicamentos aos animais. Permite longos períodos de absorção. A taxa de absorção é apenas 1/2 -1/4 tão rápida como a da injeção i.v. Pode ser administrado um volume bastante grande de injeção. A única limitação deste método é a sensibilidade dos tecidos a substâncias irritantes.

É utilizado um rato consciente. O rato é imobilizado manualmente e mantido numa posição supina com a extremidade posterior ligeiramente elevada ou com a cabeça mais baixa do que o corpo. A agulha é introduzida a cerca de 45^0 entre a agulha e a superfície abdominal no quadrante inferior esquerdo do abdómen. O volume recomendado não é superior a 3 ml.

4. Administração intravenosa

As soluções de elevada concentração, pH elevado ou baixo ou irritantes podem ser administradas por esta via, desde que a taxa de injeção seja mantida baixa. A administração é efectuada nas veias laterais da cauda.

Tem de se recorrer à anestesia ou à contenção. A cauda é aquecida por imersão em água quente a $40\text{-}45^0$ c para dilatar os vasos sanguíneos. A agulha (26G é ideal) é inserida paralelamente à veia, penetrando 24 mm no lúmen, mantendo o bisel da agulha virado para cima. A solução é então injectada lentamente e não deve ser sentida qualquer resistência. Depois de concluída a injeção, o local de injeção é finalmente pressionado com um cotonete ou com o dedo para evitar o refluxo da solução ou do sangue.

5. Administração intramuscular

Na ratazana e noutros pequenos roedores, a massa muscular muito pequena torna a administração intramuscular (<25 a 30 g) tecnicamente difícil e dolorosa para o animal devido à distensão do músculo. As injecções intramusculares são geralmente administradas nos membros posteriores e, ocasionalmente, nos membros anteriores ou nos músculos do dorso. O local mais desejável é uma grande massa muscular, como o grupo muscular do quadríceps, que é uma grande massa muscular sobre a porção anterior do fémur. A injeção também pode ser administrada nos músculos posteriores ao fémur, mas é necessário ter cuidado para evitar as estruturas anatómicas, como o nervo ciático e a veia femoral, localizadas perto do fémur. A injeção pode ser administrada apertando uma massa muscular com uma mão e administrando a injeção com a outra mão.

RELATÓRIO:

ANESTESIA E EUTANÁSIA

ANAESTHESIA

A anestesia é definida como uma perda temporária de consciência, acompanhada de perda de dor, sensação e relaxamento muscular. É um passo primário essencial para preparar o animal para a cirurgia. Existem diferentes técnicas de anestesia, nomeadamente a inalatória, a intravenosa, a dissociativa e a neuroleptanalgesia. O método ótimo é escolhido em função da espécie animal, da duração da anestesia necessária e da disponibilidade de medicamentos.

NECESSIDADE DE ANESTESIA

A menos que seja contrário à obtenção dos resultados do estudo, devem ser utilizados sedativos, analgésicos e anestésicos para controlar a dor ou a angústia durante a experiência. Qualquer intervenção cirúrgica, por mais pequena e curta que seja, suscetível de provocar lesões e, consequentemente, dor e stress, só deve ser efectuada sob anestesia.

Antes da utilização dos anestésicos propriamente ditos, os animais são preparados para a anestesia através de um jejum noturno e da utilização de pré-anestésicos, que evitam excitações desnecessárias e permitem uma anestesia sem intercorrências.

TIPOS DE ANESTESIA

Anestesia inalatória: É conseguida através da administração de substâncias/gases voláteis por via inalatória. Requer equipamento especial. Tem as vantagens de uma indução e recuperação rápidas. O isoflurano é o anestésico mais utilizado, embora o halotano também seja popular.

Administração de agentes anestésicos voláteis em roedores

S.N.	Agente volátil	Indução Concentração	Manutenção Concentração
1	Isoflurano	2-4%	5-3%
2	Sevoflurano	4-8%	3-4%
3	Halotano	2-4%	1.5-2%

Anestesia intravenosa: Caracteriza-se pela administração de fármacos por via intravenosa, o que torna o animal inconsciente. Não requer equipamento especial. A pessoa deve estar bem treinada e confiante na administração da via intravenosa. A principal desvantagem da administração intravenosa é a precisão necessária na dosagem, o que pode levar a um excesso de dosagem. O tiopental, o propofol e a barbitona são alguns dos medicamentos administrados por anestesia intravenosa.

Anestesia dissociativa: Uma condição de analgesia ligeira, amnésia, sono ligeiro e catalepsia (uma condição de rigidez parcial do músculo). A cetamina é um anestésico dissociativo popular e é administrada juntamente com sedativos para obter um efeito anestésico.

Anestesia equilibrada: Uma vez que vários medicamentos anestésicos se caracterizam por uma ou outra desvantagem, é vantajoso utilizar uma combinação de anestésico, sedativo, relaxante muscular ou analgésico para obter uma indução anestésica óptima. Uma vez que se trata de uma combinação equilibrada de dois ou mais fármacos, designa-se por anestesia equilibrada.

Anestesia local: Agentes que provocam a perda de sensibilidade numa parte localizada do corpo, sem alterar a consciência.

Neuroleptanalgesia: Por vezes, uma combinação de um medicamento tranquilizante + analgésico (opióide) produz o efeito desejado ótimo para a realização de intervenções cirúrgicas/pequenas intervenções, eliminando a necessidade de um medicamento anestésico.

Vários agentes anestésicos gerais são utilizados sob a forma de inalantes. Os anestésicos gerais também são utilizados sob a forma de injecções intravenosas ou intramusculares, como os barbitúricos. As caraterísticas e variações das espécies devem ser tidas em conta aquando da utilização de um anestésico. Os efeitos secundários, como salivação excessiva, convulsões, excitação e desorientação, devem ser adequadamente prevenidos e controlados. O animal deve permanecer sob cuidados veterinários até recuperar completamente da anestesia e do stress pós-operatório.

A escolha do anestésico dependerá da espécie do animal, bem como da estirpe, idade e sexo. Dependerá também da duração do procedimento, bem como de quaisquer efeitos potenciais que o agente possa ter nos resultados científicos a medir, por exemplo, alguns agentes utilizados para imobilizar um animal podem afetar alguns parâmetros fisiológicos. Alguns agentes podem também afetar negativamente os próprios animais, por exemplo, o dióxido de carbono é extremamente aversivo para os animais (e seres humanos) aos níveis necessários para induzir a anestesia e alguns medicamentos são irritantes para os tecidos, como a cetamina e a tiopentona sódica. No que diz respeito aos agentes injectáveis, o mesmo anestésico na mesma estirpe, sexo, idade, origem, etc. do animal pode variar na dose necessária, pelo que devem ser efectuados estudos-piloto para determinar a taxa de dosagem a fim de garantir um regime anestésico fiável. Os injectáveis podem ser menos eficazes do que os agentes inalatórios e têm uma mortalidade mais elevada. Alguns anestésicos apresentam riscos de segurança para os seres humanos, por exemplo, alguns agentes gasosos e algumas drogas de dependência. Deve existir um procedimento para eliminar todos os anestésicos gasosos, bem como para o tecido e a auditoria dos medicamentos controlados.

S.N.	Agentes anestésicos	Rato	Rato	Porquinho-da-índia
1	Fentanil + Fluanisona + Midazolam	10-13 ml/kg i.p. de uma solução pré-misturada	2,7-4ml/kg i.p. de uma solução pré-misturada	8 ml/kg i.p. de uma solução pré-misturada
2	Fentanil + Fluanisona + Diazepam	0,4 ml/kg i.p + 5mg/kg i.p	0, 6 ml/kg+ 2,5mg/kg i.p	1ml/kg i.p + 2,5mg/kg i.p
3	Cetamina+ medetomicdina	50-75mg/kg+ 1-10mg/kg i.p	75mg/kg i.p + 1mg/kg i.p	40mg/kg+ 0,55mg/kg i.p
4	Atipamezole	1-2,5mg/kg i.m ou sc	1mg/kg i.m ou sc	1mg/kg i.m ou sc
5	Cetamina + Xilazina	80-100mg/kg+ 5-10mg/kg i.p	75-100mg/kg+ 10mg/kg i.p	40mg/kg + 5mg/kg i.p
6	Pentobarbital	40-50mg/kg i.p	40-50mg/kg i.p	37mg/kg i.p
7	Tiopental	30-40mg/kg i.v	10-15mg/kg i.v	-
8	Methohexital	10mg/kg i.v	10-15mg/kg i.v	-
9	Propofol	26mg/kg i.v em bólus repetitivos	10mg/kg i. v+ 44-55 mg/kg i.v	-
10	Alfaxolona+ Alphadolone (saffan)	14mg/kg i. v+ 4-6mg/kgevery 15min	10-15mg/kg i.v + 0,25-0,45mg/kg/min i.v de uma diluição 1:10	16-20mg/kg i.v; sem repetição

Eutanásia

A eutanásia é definida como a obtenção de uma morte suave e fácil, de modo a não causar dor ou sofrimento. Os animais para experiências podem ter de ser mortos por várias razões.

Considerações éticas sobre o abate de animais

Matar um animal nunca é uma tarefa agradável, mas não tem de ser desagradável para o animal. As decisões e acções em matéria de eutanásia devem ser tomadas rapidamente para evitar o sofrimento. A recolha de dados fiáveis é essencial, uma vez que, sem isso, qualquer sofrimento causado seria inútil e antiético, uma vez que o animal teria sido utilizado sem qualquer objetivo.

Quando matar um animal?

O momento exato em que se deve abater o animal deve basear-se num juízo clínico rigoroso, avaliando o grau de sofrimento em função da potencial perda de dados. Ir além do que é necessário para obter resultados científicos pode causar sofrimento desnecessário e é, portanto, desumano.

No entanto, muitas experiências conduzirão à morte do animal, pelo que se deve procurar e aplicar um aperfeiçoamento contínuo do ponto de intervenção por eutanásia. Ao definir um ponto final humanitário, é possível reduzir consideravelmente o sofrimento potencial matando o animal numa fase precoce. Idealmente, deveria obter-se o máximo de informação possível de cada animal, reduzindo ao mínimo o sofrimento e a angústia.

O ponto final pode ser puramente temporal; por exemplo, o animal será abatido horas/dias/semanas após a execução de uma determinada técnica. Por outro lado, pode haver um ponto mensurável definido relacionado com um parâmetro fisiológico; por exemplo, quando o nível de glucose no sangue atinge x mmol/l.

As decisões sobre a eutanásia devem ser tomadas rapidamente e as acções adequadas devem ser tomadas prontamente para evitar o sofrimento. Qualquer animal que sofra de dores graves, que não possam ser aliviadas, deve ser imediatamente morto de forma humana.

A eutanásia é frequentemente a parte mais difícil de uma experiência para o investigador, especialmente se o animal tiver sido utilizado num projeto a longo prazo e for de uma espécie superior. Ao tornar-se titular de uma licença pessoal, o investigador tem de aceitar que é responsável por tirar a vida a esse animal, e sentir compaixão é uma parte necessária dessa responsabilidade. Qualquer que seja o método de abate humanitário escolhido, é muito importante que o operador esteja confiante e seja competente para o efetuar de forma rápida e humana.

Prática: Qualquer método de occisão pode causar aflição se for mal executado, pelo que o pessoal deve ser adequadamente formado e competente nos métodos que irá executar. Pode ser utilizada sedação ou anestesia prévia para qualquer método, se tal for do interesse do bem-estar dos animais em causa e se o método for aplicado pelo cirurgião veterinário designado ou sob a sua direção por uma pessoa formada e competente.

Métodos de eutanásia

Existem diferentes métodos de eutanásia. Os seguintes pontos devem ser considerados ao escolher um método de morte sem crueldade.

- **A morte deve ocorrer sem produzir dor;**
- **O tempo necessário para produzir a perda de consciência e a morte deve ser tão curto quanto possível;**
- **O stress psicológico do animal deve ser mínimo;**
- **O stress psicológico dos operadores e dos eventuais observadores deve ser mínimo;**

- **Deve ser seguro para o pessoal que efectua o procedimento;**
- **Deve ser compatível com as exigências da experiência;**
- **Os medicamentos utilizados devem estar facilmente disponíveis e ter um potencial mínimo de abuso;**
- **O método deve ser simples de executar, com pouca margem para erros.**

Métodos de imersão

A técnica de imersão pode ser utilizada para animais como peixes, pequenos anfíbios e cefalópodes, utilizando, por exemplo, o metanossulfonato de tricaína (MS222), que é absorvido por via percutânea. Deve ter-se o cuidado de assegurar que o animal é deixado na solução durante um período de tempo adequado e que a morte ocorre quando a solução é retirada.

Para as formas fetal, larvar e embrionária, podem ser utilizados outros métodos que têm em conta o grau de desenvolvimento do sistema nervoso dos vários animais. A refrigeração, a rutura das membranas ou a maceração podem ser utilizadas para aves e répteis, mas a morte do embrião do réptil deve ser assegurada por sobredosagem de anestésico, maceração ou imersão em fixador de tecidos. O arrefecimento dos fetos até à paragem dos movimentos seguido de imersão em fixador de tecidos a frio é adequado para fetos de ratinho, rato e coelho. A decapitação com uma ferramenta afiada pode ser utilizada para fetos de mamíferos e aves até 50 g de peso. Em alguns locais, a decapitação de roedores neonatais é considerada um método adequado de eutanásia.

O atordoamento elétrico pode ser utilizado como rotina de atordoamento pré-abate para ungulados e também para outras espécies, como aves de capoeira ou coelhos. Requer equipamento especializado e a morte tem de ser lançada. Pode ser efectuado em peixes, anfíbios ou répteis inconscientes. Uma agulha afiada é introduzida através do forame magno e agitada para destruir o cérebro. Este procedimento requer competências técnicas para assegurar uma morte rápida e não deve ser efectuado em animais conscientes. A congelação rápida com azoto líquido pode ser utilizada in situ ou após a decapitação para congelar o cérebro. Métodos de eutanásia aprovados pela CPCSEA

A- Administrado NR-Não recomendado

Espécies	**Rato**	**Rato**	**Hamster**	**Porquinho-da-índia**	**Coelho**	**Gato**	**Cão**	**Primata**
a) FÍSICO MÉTODOS								
Eletrocussão	NR	NR	NR	NR	NR	NR	NR	NR
Exsanguinação	NR	A	A	A	A	A	NR	NR
Decapitação (para análise de tensões)	A	A	A	NR	NR	NR	NR	NR
Deslocação cervical	A	A	A	NR	NR	NR	NR	NR
b) INALAÇÃO DE GÁS								
Monóxido de carbono	A	A	A	A	A	A	A	A
Dióxido de carbono	A	A	A	A	A	A	NR	NR
Dióxido de carbono + Clorofórmio, Halotano	A	A	A	A	A	A	A	A
c)DROGA ADMINISTRAÇÃO								
Overdose de barbitúricos (rota)	A(IP)	A(IP)	A(IP)	A(I	A(IP, IV)	A(IP, IV)	A(IP, IV)	A(IP, IV) A(IV/IM
Overdose de cetamina	A(IP/IM)	A(IP/	A(IP/IM)	A(IP/	A(IV/	A(IV/	A(IV/	

(rota)		IM)		IM)	IM	IM	IM	

TÉCNICAS LABORATORIAIS COMUNS COLHEITA DE SANGUE PARA ESTUDOS COM ANIMAIS

Objetivo: Familiarizar-se com as técnicas de colheita de sangue em vários animais de laboratório

Colheita de sangue: A escolha do procedimento, o local de colheita e a quantidade de sangue colhido são determinados pela espécie e pelo tipo de testes efectuados. Outras considerações que devem ser tidas em conta incluem os possíveis efeitos dos anestésicos e a responsabilidade da técnica empregue sobre os constituintes sanguíneos em causa.

Local de hemorragia: Os locais de hemorragia para vários animais de laboratório são apresentados no quadro seguinte para referência:

Locais de hemorragia comuns em animais de laboratório	
Animais	Local da hemorragia
Peixe Cabra Cobaia Hamster Rato Coelho Ratazana	Coração, veia cava anterior Veia jugular Coração, veia safena, veia auricular Coração, seio orbital Coração, veia caudal, seio orbital, veia safena Coração, veia do ouvido, seio orbital Coração, veia safena, veia caudal, plexo orbital

Volume de sangue:

O volume total de sangue no corpo de um animal equivale a aproximadamente 6% do seu peso corporal e varia consoante a espécie, a idade, o sexo, etc. Quando as amostras de sangue são colhidas a intervalos frequentes, existem diretrizes para garantir que a saúde do dador não é afetada negativamente. É permitido retirar um volume igual a 1% do peso corporal do animal de duas em duas semanas.

Técnicas de recolha de sangue:

1. Intravenosa: Antes da colheita de sangue, o local da hemorragia pode ser raspado e tratado com anti-sépticos. É aplicada pressão no vaso proximal ao local, o que fará com que a veia se distenda (inche) com sangue e fique mais visível. O vaso deve ser puncionado num ângulo de cerca de 30° em relação à superfície da pele. A aspiração de uma pequena quantidade de sangue para uma seringa confirma que a agulha está na veia e que o volume de sangue necessário pode ser retirado. Após a conclusão do procedimento e a retirada da agulha, deve ser aplicada pressão sobre o local da hemorragia durante um curto período de tempo para estancar a hemorragia e evitar a possível formação de hematoma.

2. Intra- arterial: A colheita de sangue em coelhos é frequentemente efectuada através da artéria auricular, uma vez que a artéria pode ser facilmente observada, uma vez que passa ao longo do centro do pavilhão auricular (pavilhão auricular), e também podem ser retiradas grandes quantidades de sangue da artéria do que das veias marginais da orelha. A técnica de colheita é a mesma que para uma colheita intravenosa, exceto que se deve ter muito cuidado em aplicar pressão na artéria durante vários minutos após a retirada da agulha para evitar hemorragias. O animal não deve ser reintroduzido na gaiola até que a hemorragia cesse no local da hemorragia.

3. Transecção da cauda: É possível recolher várias gotas de sangue da ratazana ou do rato através da transecção de um pequeno pedaço (vários milímetros) da extremidade da cauda. A preparação consiste em desinfetar o local antes de cortar a ponta da cauda com uma lâmina de escafandro ou outro instrumento afiado esterilizado. Deve ser aplicada pressão no local para controlar qualquer hemorragia após o procedimento. O corte da cauda como método de recolha de sangue é controverso e exige uma justificação sólida antes da sua utilização. Recomenda-se a anestesia para animais com idade superior à do desmame.

4. Veia safena: Podem ser obtidas pequenas amostras de sangue de roedores através da realização de uma pequena punção na veia safena, na parte lateral da parte inferior da perna traseira, utilizando a ponta afiada de uma agulha hipodérmica e recolhendo o sangue para um tubo capilar. Este procedimento não requer anestesia e é muito menos invasivo do que outras técnicas.

5. Veia facial: (limitada a ratos adultos); trata-se de uma técnica relativamente nova e é possível efetuar amostragens repetidas utilizando lados alternados da face na zona da mandíbula. A amostra pode ser uma mistura de sangue venoso e arterial. Diz-se que o método exige menos treino do que a colheita de amostras retro-orbitais na cauda para retirar de forma fiável uma quantidade razoável de sangue. Pode ser efectuado em animais acordados que estejam devidamente imobilizados para permitir o alinhamento adequado do local e a compressão venosa para um bom fluxo sanguíneo. É necessária uma quantidade mínima de equipamento e pode ser efectuada com relativa rapidez. Devem ser utilizadas agulhas de calibre 20G ou inferior para evitar hemorragias excessivas.

6. Punção intra-cardíaca: Trata-se de um procedimento terminal. Deve ser efectuada num animal anestesiado ou que tenha acabado de ser submetido a eutanásia.

Procedimento:

- Colocar o rato em decúbito dorsal.
- Palpar o processo xifoide entre as duas últimas costelas e visualizá-lo.
- Preparar uma seringa entre 1cc e 5cc com agulha 20G 1/2.
- Introduzir a ponta da agulha entre o lado esquerdo do processo xifoide e a última costela.
- Uma vez atravessada a pele, puxar suavemente o êmbolo para trás para criar uma pressão negativa mínima.
- Mover-se lentamente em direção ao coração com um ângulo de aproximadamente 40-45 graus (Nota: O coração está ligeiramente à esquerda da linha média)
- Quando uma pequena quantidade de sangue entrar no centro da agulha, estabilizar a seringa e continuar a puxar lentamente o êmbolo para trás.

SEPARAÇÃO SORO PLASMA

Objetivo: Estudar a separação eficaz dos produtos sanguíneos

OBJECTIVO: normalizar os procedimentos de separação para que as amostras de investigação sejam uniformes em termos de qualidade.

A decisão de colher amostras de sangue anti-coagulado (plasma, buffy coat, hemácias) ou coagulado (soro, coágulo) deve ser tomada antes da colheita, para que sejam utilizados tubos de colheita de sangue adequados. **SORO (necessita de tempo de coagulação)**

Um tubo de separação de soro (SST, tiger top tube). Deixar o sangue repousar durante 30 minutos a uma hora à temperatura ambiente para coagular antes de centrifugar e separar. Um atraso na centrifugação pode ter um efeito prejudicial na qualidade da amostra e pode resultar em resultados incorrectos. Evitar a hemólise.

Separação do plasma (sensível ao fator tempo)

Os tubos com um anticoagulante, por exemplo: EDTA (topo lavanda), heparina de sódio (topo verde), citrato de sódio (topo azul), são utilizados para separar o plasma. A centrifugação e a separação devem ser efectuadas no prazo de uma hora após a receção da amostra (sensível ao fator tempo)

Separação do plasma

1. O sangue será colhido em tubos de EDTA de tampa roxa e centrifugado (2000 rpm) a 4°C durante 20 minutos.

2. Após a centrifugação, utilizando uma técnica de pipeta limpa, colocar 1,0 ml de plasma num tubo eppendorf de 1,5 ml rotulado com o número de rastreio e "plasma"

3. Congelar imediatamente a 80° no congelador.

Separação do soro

1. Será colhido um tubo de 10 ml de sangue total de cada doente, segundo os procedimentos habituais, utilizando um tubo separador de soro (SST, tiger top tube).
2. Deixar as amostras coagularem durante uma hora à temperatura ambiente.
3. Centrifugar durante 10 minutos a cerca de 1000 g
4. Utilizando uma técnica de pipeta limpa, colocar 210 µl de soro em frascos criogénicos rotulados.
5. Congelar imediatamente os frascos de soro a 80° no congelador.

RELATÓRIO:

CÁLCULO DE DOSES DE MEDICAMENTOS PARA ADMINISTRAÇÃO A ANIMAIS

Objetivo: Calcular a quantidade de medicamento a administrar aos animais.

PRINCÍPIO:

As doses dos medicamentos são geralmente expressas em mg/kg. Dado que o peso dos animais varia, é necessário calcular as doses dos medicamentos para cada animal. O volume de administração do medicamento deve, em geral, ser mantido constante. No caso dos ratos, o volume de injeção deve ser idealmente de 0,5 mg por 100 g de peso corporal pela via i.p. No caso dos ratinhos, o volume de injeção deve ser de 1 ml/100 mg de peso corporal. Para manter estes volumes, a preparação da solução de reserva torna-se importante. Esta deve ser preparada de modo a que a quantidade necessária do medicamento esteja presente no volume permitido de injeção que pode ser injetado no animal em causa.

CÁLCULOS:

1. Calcule a quantidade de Diazepam necessária para um rato com 30g. A dose de diazepam é de 2mg/kg por via intraperitoneal.
2. Calcular a quantidade de Pentazocina necessária para um rato de 200g. A dose de Pentazocina é de 4mg/kg por via intraperitoneal.
3. É-lhe fornecida uma solução-mãe de Paracetamol de 10mg/ml. A dose de Paracetamol é de 25mg/kg. Calcule o volume a injetar intraperitonealmente num rato de 250g para demonstrar a atividade analgésica.
4. A dose antidepressiva de Imipramina é de 10mg/kg i.p. A solução de reserva de Imipramina fornecida é de 1mg/ml. Calcule a dose de Imipramina para um rato de 25g e descubra o volume da solução-mãe a injetar.
5. A dose de Nimesulida é de 1mg/kg i.p. Calcular a dose de Nimesulida necessária para um ratinho de 22g. A concentração da solução-mãe de Nimesulida é de 1mg/ml, calcular o volume de Nimesulida a injetar no rato
6. A dose de fentolamina no rato é de 4mg/kg i.p. Calcular a dose de fentolamina para um rato de 25g de peso corporal. A solução-mãe fornecida é de 2mg/ml. Calcular o volume a injetar.

EFEITO DO PENTOBARBITAL SÓDICO EM RATOS POR DIFERENTES VIAS DE ADMINISTRAÇÃO

OBJETIVO: Estudar o efeito do pentobarbital sódico em camundongos quando administrado por diferentes vias de administração.

PRINCÍPIO:

O início e a duração da ação de um medicamento dependem da via de administração. Por exemplo, quando um fármaco é administrado por via intravenosa, o efeito é instantâneo em comparação com a via oral (1 hora). O pentobarbital sódico foi escolhido para a presente experiência porque apresenta um início de ação bem definido (os animais dormem e perdem o reflexo de endireitamento, ou seja, a capacidade de manter a postura direita)

ANIMAL UTILIZADO: Ratos albinos

DROGA USADA: Pentobarbital sódico -45mg/kg i.p &oral

APARELHOS NECESSÁRIOS: campânula, proveta graduada de 10 ml, algodão, cronómetro, agulha hipodérmica de 1 ml, sonda oral.

PROCEDIMENTO:

1. Pesar o animal
2. Calcular a dose de pentobarbital sódico necessária para o animal.
3. A partir da solução-mãe de pentobarbital sódico, determinar o volume de medicamento a injetar.
4. A injeção intraperitoneal é feita no abdómen. Para a via oral, segurar o rato pelo músculo do pescoço, colocar o tubo oral na língua e empurrar suavemente a solução para a boca. É de notar que o medicamento não deve sair pela boca ou pelo nariz. Se a solução sair pelo nariz, é certo que a solução não está a entrar no estômago, mas sim na traqueia. Nesse caso, interromper a administração do medicamento, o que pode levar à morte do animal.
5. Anotar a hora da injeção e a hora do início do sono (perda do reflexo de endireitamento). Quando o animal estiver a dormir, colocá-lo de costas para que, quando recuperar a consciência, se vire para a sua postura normal (ponto final).
6. Anotar o tempo de recuperação e calcular a duração da ação.
7. Comparar o início de ação e a duração do sono provocado pelo pentobarbital sódico quando administrado por via intraperitoneal e oral.

RELATÓRIO:

Foi estudado o efeito do pentobarbital sódico em ratinhos administrado por via intraperitoneal e oral.

Por via oral, o início da ação foi e a duração foi.

Por via intraperitoneal, o início da ação foi e a duração da ação era

<table>
<tr><th rowspan="2">S. Não</th><th colspan="4">LEITURA DO ACTOFOTÓMETRO</th><th colspan="3">%CHANGEIN ACTIVIDADE LOCOMOTORA</th></tr>
<tr><th>Leitura basal 0 min</th><th>Após 30 minutos de inj.</th><th>Após 45 minutos de injeção.</th><th>Após 60 minutos de injeção.</th><th>Após 30 minutos de injeção.</th><th>Após 45 minutos de injeção.</th><th>Após 60 minutos de injeção.</th></tr>
<tr><td></td><td></td><td></td><td></td><td></td><td></td><td></td><td></td></tr>
<tr><td></td><td></td><td></td><td></td><td></td><td></td><td></td><td></td></tr>
</table>

EFEITO DA EFEDRINA NA ACTIVIDADE LOCOMOTORA DOS RATOS UTILIZANDO O ACTOFOTÓMETRO

Objetivo: Estudar o efeito da efedrina na atividade locomotora dos ratos utilizando o actofotómetro.

PRINCÍPIO:

A atividade locomotora é um indicador da função motora do animal. Os medicamentos que actuam no sistema nervoso central podem alterar a atividade locomotora do animal. Os relaxantes dos músculos esqueléticos também podem alterar a atividade locomotora. Doenças como o parkinsonismo também alteram a atividade locomotora.

O actofotómetro é um instrumento utilizado para avaliar a atividade locomotora. É também conhecido como "monitor de atividade". O instrumento pode medir os movimentos horizontais e verticais do animal. A locomoção normal é caracterizada por movimentos horizontais, ao passo que a criação é caracterizada por movimentos verticais.

O instrumento está equipado com fotocélulas sensíveis à luz infravermelha. A interrupção do feixe de luz ocorre quando o animal se desloca através desses feixes. Cada interrupção é registada pela fotocélula que, por sua vez, é registada como uma leitura no contador.

Sabe-se que os estimulantes do SNC, como a anfetamina e a efedrina, aumentam a atividade locomotora, o que se traduz num aumento do número de leituras do contador.

ANIMAIS UTILIZADOS: Ratos albinos com peso entre 18 e 30 g

DROGAS UTILIZADAS: Cloridrato de efedrina numa dose de 2 mg/kg por via intraperitoneal.

APARELHOS NECESSÁRIOS: Suporte para animais, Actofotómetro, seringa de 1 ml com agulha.

PROCEDIMENTO:

1. Determinar o peso dos ratos.
2. Calcular a dose de efedrina necessária para o animal.
3. A partir da solução-mãe de efedrina fornecida, calcular o volume a injetar.
4. Ligar o actofotómetro e colocar o contador em 0.
5. Colocar o animal individualmente no interior do instrumento e registar a hora.
6. Deixar o animal dentro do instrumento durante 5 minutos e registar a leitura do contador no instrumento. Esta é a leitura basal.
7. Injetar o volume calculado de efedrina por via intraperitoneal no animal e anotar a hora da injeção.
8. Após 30, 45 e 60 minutos da injeção, colocar o animal no actofotómetro e anotar os movimentos do animal durante um período de 5 minutos.
9. Calcular a % de variação da atividade locomotora aos 30, 45 e 60 minutos, utilizando a fórmula

$$\text{\% de aumento da atividade locomotora no momento't'} = \frac{\text{Ler no tempo "t" - leitura basal}}{\text{Leitura basal}} \times 100$$

RELATÓRIO:

O efeito da efedrina na atividade locomotora dos ratos foi estudado utilizando

Verificou-se um aumento da atividade locomotora após min de

Injeção de efedrina.

A percentagem de aumento da atividade foi de%,%, e% após 30 min, 45 min e 60 min.

S. Não	LEITURA DO ACTOFOTÓMETRO				%CHANGEIN ACTIVIDADE LOCOMOTORA		
	Leitura basal 0 min	Após 30 minutos de inj.	Após 45 minutos de injeção.	Após 60 minutos de injeção.	Após 30 minutos de injeção.	Após 45 minutos de injeção.	Após 60 minutos de injeção.

EFEITO DO DIAZEPAM NA ACTIVIDADE LOCOMOTORA DOS RATOS UTILIZANDO O ACTOFOTÓMETRO

Objetivo: Estudar o efeito do Diazepam na atividade locomotora dos ratos utilizando o Actofotómetro.

PRINCÍPIO:

A atividade locomotora é um indicador da função motora do animal. Os medicamentos que actuam no sistema nervoso central podem alterar a atividade locomotora do animal. Os relaxantes dos músculos esqueléticos também podem alterar a atividade locomotora. Doenças como o Parkinsonismo também alteram a atividade locomotora.

O actofotómetro é um instrumento utilizado para avaliar a atividade locomotora. É também conhecido como "monitor de atividade". O instrumento pode medir os movimentos horizontais e verticais do animal. A locomoção normal é caracterizada por movimentos horizontais, ao passo que a criação é caracterizada por movimentos verticais.

O instrumento está equipado com fotocélulas sensíveis à luz infravermelha. A interrupção do feixe de luz ocorre quando o animal se desloca através desses feixes. Cada interrupção é registada pela fotocélula que, por sua vez, é registada como uma leitura no contador.

Sabe-se que os depressores do SNC e os relaxantes musculares esqueléticos diminuem a atividade locomotora dos animais, o que se traduz numa diminuição do número de contagens no actofotómetro.

ANIMAIS UTILIZADOS: Ratos albinos com peso entre 18 e 30 g

DROGAS UTILIZADAS: Diazepam numa dose de 2 mg/kg por via intraperitoneal.

APARELHOS NECESSÁRIOS: Suporte para animais, Actofotómetro, seringa de 1 ml com agulha.

PROCEDIMENTO:

1. Determinar o peso dos ratos.
2. Calcular a dose de Diazepam necessária para o animal.
3. A partir da solução-mãe de Diazepam fornecida, calcular o volume a injetar.
4. Ligar o actofotómetro e colocar o contador em 0.
5. Colocar o animal individualmente no interior do instrumento e registar a hora.
6. Deixar o animal dentro do instrumento durante 5 minutos e registar a leitura do contador no instrumento. Esta é a leitura basal.
7. Injetar o volume calculado de Diazepam por via intraperitoneal no animal e anotar a hora.
8. Após 30, 45 e 60 minutos da injeção, colocar o animal no actofotómetro e anotar os movimentos do animal durante um período de 5 minutos.
9. Calcular a % de variação da atividade locomotora aos 30, 45 e 60 minutos, utilizando a fórmula

Leitura no tempo "t" - leitura basal

% de diminuição da atividade locomotora em = x 100

Tempo't' Leitura basal

RELATÓRIO:

O efeito do Diazepam na atividade locomotora dos ratos foi estudado utilizando o actofotómetro, tendo-se verificado uma diminuição da atividade locomotora após um minuto de injeção de Diazepam.

A % de diminuição da atividade foi de%,%, e% após 30 min, 45 min e 60 min.

S. Não	N.º de picadas no nariz				% de aumento de picadas no nariz		
	Leitura basal	Depois de 30 minutos	Depois de 45 minutos	Depois de 60 minutos	Depois de 30 minutos	Depois de 45 minutos	Depois de 60 minutos

ACTIVIDADE ANSIOLÍTICA DO DIAZEPAM-HOLE BOARDAPPARATUS

Objetivo: Estudar a atividade ansiolítica do Diazepam através do método do aparelho Hole board.

PRINCÍPIO:

- O aparelho Hole board é outro método de estudo da atividade ansiolítica. Este método é adequado para o estudo do comportamento de curiosidade, especialmente em roedores.
- O aparelho consiste numa placa de madeira ou metálica com 40 cm de comprimento e 40 cm de largura. A superfície inferior tem 16 orifícios de 3 cm de diâmetro, distribuídos uniformemente. O aparelho é elevado a uma altura de 25 cm da mesa.
- Os roedores, quando colocados neste aparelho de tábua de buracos, experimentam um conflito entre a ansiedade e os comportamentos exploratórios.
- Quando um medicamento ansiolítico é administrado, há uma redução da ansiedade e o animal apresenta um comportamento exploratório predominante. Este é caracterizado por um aumento do comportamento de "mergulhar a cabeça" ou de "meter o nariz", em que o animal mergulha a cabeça nos buracos, indicando um comportamento de curiosidade acrescido.

ANIMAIS UTILIZADOS: Ratos albinos.

DROGA UTILIZADA: Diazepam 2mg/kg por via intraperitoneal.

APARELHOS NECESSÁRIOS: Suporte de gaiola para animais, aparelho de placa de furos, seringa de 1 ml com agulha, cronómetro

PROCEDIMENTO:

1. Pesar os animais e marcá-los.
2. Calcular a dose de Diazepam necessária para os animais
3. A partir da solução-mãe de Diazepam fornecida, determinar o volume de medicamento a injetar.
4. Colocar um rato no centro do aparelho e contar o número de mergulhos de cabeça ou o comportamento de espreitar o nariz dos animais durante um período de 5 minutos. Registar o número de tentativas de apalpação do nariz. Este é o registo basal.
5. O rato é então injetado com a quantidade calculada de Diazepam por via intraperitoneal e a hora da injeção é anotada.
6. Os animais são novamente testados quanto ao seu comportamento de picar o nariz após 30 minutos, 45 minutos e 60 minutos da injeção de Diazepam, durante um período de 5 minutos. O número de picadas no nariz é registado para cada animal.
7. A % de aumento do comportamento de espremer o nariz é calculada pela fórmula,

% de aumento do n.º de piques no nariz _ n.º de piques no nariz piques no nariz no momento "t" =
no momento "t" antes da administração do medicamento x 100

N.º de picadas no nariz antes da administração do medicamento

RELATÓRIO:

O efeito ansiolítico do Diazepam em ratos foi estudado utilizando o aparelho hole board. Verificou-se um aumento do número de picadas no nariz após a injeção de Diazepam, indicando atividade ansiolítica.

A percentagem de aumento do número de picadas no nariz foi de ,
e após 30 minutos, 45 minutos e 60 minutos de
administração de medicamentos.

S. Não	Tempo	Primeira entrada		N.º de entradas		Tempo despendido em segundos		% n.º de entradas		% de tempo despendido	
		Braço fechado	Braço aberto	Braço fechado	braço aberto	braço fechado	braço aberto	braço fechado	braço aberto	braço fechado	braço aberto
1.	Basal leitura										
	Depois de 30 minutos										
	Após 45 minutos										
	Após 60 minutos										
2.	Basal leitura										
	Depois de 30 minutos										
	Após 45 minutos										
	Depois de										
	60 minas										

ACTIVIDADE ANSIOLÍTICA - MÉTODO DO LABIRINTO EM CRUZ ELEVADO

Objetivo: Estudar a atividade ansiolítica do Diazepam através do método do labirinto em cruz elevado.

PRINCÍPIO:

Os roedores, quando introduzidos num ambiente novo, experimentam um conflito entre a ansiedade e o comportamento exploratório, que se manifesta através do aumento da vigilância e da atividade comportamental. O modelo do labirinto em cruz elevado é um exemplo do estudo de compostos ansiogénicos e ansiolíticos.

O labirinto em cruz elevado é constituído por dois braços abertos e dois braços fechados e o labirinto é elevado a uma altura de 25 cm. Normalmente, os roedores têm aversão a locais abertos e elevados. Isto faz com que permaneçam no braço fechado. Mas o seu comportamento exploratório natural leva-os a querer entrar nos braços abertos.

Os medicamentos ansiolíticos aumentam o número de entradas nos braços abertos e o tempo passado nos braços abertos em comparação com os animais normais. Os medicamentos ansiogénicos diminuem as entradas nos braços abertos.

ANIMAIS UTILIZADOS: Ratos albinos.

DROGA UTILIZADA: Diazepam 2mg/kg, por via intraperitoneal.

APARELHOS NECESSÁRIOS: Suporte de gaiola para animais, aparelho de placa de furos, seringa de 1 ml com agulha, cronómetro.

PROCEDIMENTO

1. Pesar os animais e marcá-los.

2. Calcular a dose de Diazepam necessária para os animais.

3. A partir da solução-mãe de Diazepam fornecida, determinar o volume de medicamento a injetar.

4. O labirinto elevado mais o labirinto são limpos e guardados numa sala escura e à prova de som.

5. É selecionado um rato e colocado na área central da plataforma do instrumento, virado para o braço fechado, e o tempo é anotado durante um período de 5 minutos

6. Regista-se o número de entradas no braço aberto e no braço fechado, o tempo passado no braço aberto e no braço fechado e a preferência da primeira entrada pelo braço aberto ou pelo braço fechado.

(Considera-se que um animal entrou num braço quando todas as quatro patas do animal estão dentro desse braço).

7. O rato é então injetado com a quantidade calculada de Diazepam por via intraperitoneal. e a hora da injeção é anotada.

8. Os animais são testados colocando-os num labirinto elevado após 30 minutos, 45 minutos e 60 minutos da injeção de Diazepam durante um período de 5 minutos.

9. A % de entradas de braço aberto e fechado é calculada através da fórmula

% de **empresas de armas abertas ou fechadas=** N.º de empresas de armas abertas ou fechadasx 100

Tempo total passado em ambos os braços

10. A percentagem de tempo passado no braço aberto/fechado é calculada pela fórmula

11. do tempo passado no braço aberto ou fechado = tempo passado no braço aberto ou fechadox 100

Tempo total passado em ambos os braços

RELATÓRIO:

O efeito ansiolítico do Diazepam em ratos foi estudado utilizando o método do labirinto em cruz elevado. Após o tratamento, registou-se um aumento da % do número de entradas nos braços abertos e o tempo passado no braço aberto também aumentou

S. Não	Tempo de queda em segundos				% de diminuição do tempo de queda		
	Basal reação	Depois de 15 minutos	Depois de 45 minutos	Depois de 60 minutos	Depois de 30 minutos	Depois de 45 minutos	Depois de 60 minutos

ACTIVIDADE RELAXANTE DO MÚSCULO ESQUELÉTICO - APARELHO ROTA ROD

Objetivo: Estudar a atividade relaxante do músculo esquelético do Diazepam utilizando o aparelho de Rota rod.

PRINCÍPIO:

O teste da Rota rod é utilizado para avaliar a atividade de medicamentos que interferem com a coordenação motora e de relaxantes musculares esqueléticos. Um roedor, quando colocado numa haste rotativa orientada horizontalmente a uma velocidade moderada, pode permanecer na haste durante um período de tempo considerável. O animal consegue manter-se na vara durante um período de tempo considerável. Consegue manter-se na vara rotativa caminhando para a frente. O tempo que o animal consegue permanecer na vara é uma medida do seu equilíbrio. Um animal que tenha sido tratado com um relaxante muscular esquelético ou com um medicamento que afecta a coordenação apresenta uma latência mais curta para permanecer na vara rotativa.

ANIMAL UTILIZADO: Ratos albinos.

DROGA UTILIZADA: Diazepam-4mg/kg, intraperitoneal

APARELHO NECESSÁRIO: Gaiola/porta-animais, agulha de 1 ml com seringa.

DESCRIÇÃO DO APARELHO:

O aparelho Rota rod é constituído por uma haste metálica horizontal de 3 cm de diâmetro ligada a um motor com regulação da velocidade. A haste metálica está revestida de borracha ou é feita de um material ondulado, de modo a que os ratos possam agarrar-se eficazmente à haste. A haste rotativa está a uma altura da base suficientemente baixa para que uma queda não cause danos ao animal, mas suficientemente alta para induzir uma evitação da queda. A haste está dividida em secções para permitir o teste simultâneo de vários animais.

PROCEDIMENTO:

1. Determine os pesos dos animais e marque-os.
2. Calcular a dose de Diazepam necessária para cada animal.
3. A partir da solução-mãe de Diazepam fornecida, calcular o volume da injeção a injetar.
4. Ligar o instrumento, ajustar a velocidade da haste a 20 rpm.
5. Segurar o rato pela cauda e colocá-lo na haste rotativa, virado para o lado oposto ao da direção

de rotação para que o animal tenha de andar para a frente para se manter direito.

6. Colocar o animal separadamente em cada compartimento e registar o momento em que cada animal cai. O tempo de corte é mantido em 3 minutos.
7. Injetar o Diazepam por via intraperitoneal e anotar a hora da injeção.
8. Após 30-45 e 60 minutos, colocar os animais na haste rotativa e registar o tempo de queda.
9. A % de diminuição do tempo de queda é calculada para cada animal individualmente pela fórmula

Tempo de queda em segundos antes do medicamento

10. diminuição do tempo de queda 't' =Administração <u>- tempo de queda em segundos no momento't'</u>x 100 Queda do tempo antes da administração do medicamento

RELATÓRIO:

A atividade relaxante muscular do Diazepam foi estudada em ratos. Verificou-se uma diminuição do tempo de queda das pós-injecções do fármaco.

A % de diminuição do tempo de queda foi de,e após 30 min, 45mins e 60 minutos de medicamento.

S. Não	Tempo de queda em segundos				% de diminuição do tempo de queda		
	Basal reação	**Depois de 15 minutos**	**Depois de 45 minutos**	**Depois de 60 minutos**	**Depois de 30 minutos**	**Depois de 45 minutos**	**Depois de 60 minutos**
1.							
2.							

ACTIVIDADE RELAXANTE DOS MÚSCULOS ESQUELÉTICOS - PLANO INCLINADO

Objetivo: Demonstrar a atividade relaxante do músculo esquelético do Diazepam utilizando um plano inclinado.

PRINCÍPIO:

As benzodiazepinas em doses mais elevadas revelam relaxamento dos músculos esqueléticos e incoordenação motora, que são mediados centralmente. Para avaliar esta atividade, os modelos habitualmente utilizados são o aparelho de rota rod e o método do plano inclinado.

O aparelho de plano inclinado é constituído por duas tábuas de madeira fixadas uma à outra por uma dobradiça numa das extremidades. As duas tábuas são fixadas num ângulo de 65°. Os ratos normais, quando colocados na parte inclinada, continuam a permanecer no plano inclinado sem cair, devido à sua capacidade de preensão. Quando os animais são tratados com relaxantes musculares esqueléticos, a sua capacidade de preensão diminui devido ao relaxamento dos músculos, o que faz com que os animais deslizem para fora do plano. Uma diminuição do tempo que os animais permanecem na prancha inclinada é uma indicação de relaxamento dos músculos esqueléticos.

ANIMAL UTILIZADO: Ratos albinos 18-25g.

DROGA UTILIZADA: Diazepam-4mg/kg, intraperitoneal

APARELHOS NECESSÁRIOS: Gaiola/porta-animais, agulha de ml com seringa.

PROCEDIMENTO:

1. Determine os pesos dos animais e marque-os.
2. Calcular a dose de Diazepam necessária para cada animal.
3. A partir da solução-mãe de Diazepam fornecida, calcular o volume de medicamento a injetar.
4. Coloca-se um rato na parte superior do plano inclinado e determina-se o tempo necessário para que o rato caia. Este é o tempo de reação basal.
5. Injetar o Diazepam por via intraperitoneal e anotar a hora da injeção.
6. Após 30, 45 e 60 minutos, colocar os animais na parte superior do plano inclinado e anotar o tempo de queda.
7. A percentagem de diminuição do tempo de paragem é calculada para cada animal individualmente através da fórmula.

Tempo de queda em segundos antes do medicamento

% de diminuição do tempo de paragem t =<u>Administração - tempo de paragem em segundos no momento "t"</u> x 100

Queda do tempo antes da administração do medicamento

RELATÓRIO:

A atividade relaxante muscular do Diazepam foi estudada em ratos. Verificou-se uma diminuição do tempo de queda após alguns minutos da injeção do fármaco.

A % de diminuição do tempo de queda foi de ,e após 30 min, 45mins e 60 minutos de medicamento.

\+ presença de catatonia

\- ausência de catatonia.

S.NO	PRESENÇA OU AUSÊNCIA DE CATATONIA			
	Leitura básica	**Após 30 minutos da injeção**	**Após 45 minutos da injeção**	**Após 60 minutos de injeção**

1.				
2.				

EFEITO CATATÓNICO DO HALOPERIDOL NOS RATOS

Objetivo: Demonstrar o efeito catatónico do haloperidol em ratos.

PRINCÍPIO:

Os fármacos antipsicóticos são conhecidos por causarem efeitos secundários extrapiramidais. Nos animais, os efeitos secundários extrapiramidais são caracterizados por catalepsia. A catalepsia é uma condição em que o animal permanece numa posição fixa durante um longo período de tempo. O animal é incapaz de corrigir uma postura invulgar imposta externamente durante um período de tempo prolongado. Sabe-se que este fenómeno é causado por irregularidades na neurotransmissão da dopamina.

ANIMAIS UTILIZADOS: Ratos albinos.

DROGA UTILIZADA: Haloperidol 1mg/kg por via intraperitoneal.

APARELHO NECESSÁRIO:

Suporte de gaiola para animais.

Seringa de 1 ml com agulha.

Blocos de madeira de diferentes alturas.

PROCEDIMENTO:

1. Pesar os animais e marcá-los.
2. Calcular a dose necessária para os animais.
3. A partir da solução-mãe de Haloperidol fornecida, determinar o volume do medicamento a injetar.
4. Verifica-se a ausência de catatonia nos animais. Para o efeito, coloca-se um dos membros anteriores do animal sobre um bloco de madeira. Os animais normais retraem imediatamente o membro e assumem uma postura normal, indicando a ausência de catatonia. Se a catatonia estiver presente, o animal não retrai o membro e continua a manter uma postura anormal.
5. Os animais são então injectados com a quantidade calculada de Haloperidol e a hora da injeção é anotada.
6. Os animais são verificados quanto à presença ou ausência de catatonia após 30 min, 45 min e 60 min da injeção de haloperidol.

RELATÓRIO:

Foi estudado o efeito catatónico do Haloperidol em ratos. Os animais mostraram a presença de catatonia após alguns minutos da injeção de Haloperidol e esta ação continuou até alguns minutos.

S. Não	**Tratamento**	**Distância aproximada (cm)**	**Observações (seg)**				
			1	**2**	**3**	**4**	**5**
	Solução salina normal	**Média**					
2.	Acetilcolina	**Média**					
3.	Atropina	**Média**					

EFEITO DOS MEDICAMENTOS NA MOTILIDADE CILIAR DA RÃ CAVIDADE BUCAL

Objetivo: Estudar o efeito da fisostigmina e da atropina no movimento ciliar da rã bucalcavidade.

PRINCÍPIO

Os cílios na cavidade bucal e no esófago ajudam no movimento das partículas alimentares. Do mesmo modo, a importância da função mucociliar foi estabelecida no trato respiratório e nas doenças pulmonares, como a bronquite crónica, a asma e a fibrose quística. Os cílios apresentam um elevado grau de autonomia, na medida em que são capazes de funcionar na ausência de inervação nervosa. Também foi demonstrado que a acetilcolina presente na membrana mucosa da traqueia e da cavidade bucal ajuda no movimento ciliar. A acetilcolina funciona como uma hormona local e a presença de colina acetilase apoia o facto de a acetilcolina ser sintetizada localmente nas membranas mucosas.

REQUISITOS

Animal: Rã

Medicamentos: Solução-mãe de fisostigmina (1 µg/ml). Solução estoque de atropina (1 µg /ml) Solução fisiológica: Solução salina normal

Equipamento: Tábua de rãs, sementes de papoila ou pequenos pedaços de cortiça, cronómetro, instrumentos cirúrgicos.

PROCEDIMENTO

1. Decapitar a rã e prendê-la de costas na tábua das rãs.
2. Fixar o maxilar inferior ao abdómen, cortando suficientemente a cavidade bucal e expondo o esófago. Manter a cavidade bucal e a abertura do esófago húmidas, irrigando-as com soro fisiológico.
3. Para avaliar a distância percorrida pela partícula, fixar dois pontos, um no início do maxilar inferior e outro no início do esófago. Manter a distância constante para medir o tempo que a partícula demora a deslocar-se de um ponto fixo no maxilar inferior para o início do esófago.
4. Colocar uma semente de papoila ou um pequeno pedaço de cortiça no local previamente marcado na mandíbula. Ligar o cronómetro e anotar o tempo que o objeto demora a chegar ao início do esófago. Repetir este procedimento várias vezes.
5. Deitar algumas gotas de fisostigmina na cavidade bucal e, após 10 minutos, repetir o passo 4. Registar a hora.
6. Lavar a cavidade bucal com solução salina normal. Deitar algumas gotas de atropina na cavidade bucal. Após 10 minutos, repetir o passo 4. Anotar a hora.
7. Determinar a diferença de tempo que o objeto demora a deslocar-se entre as distâncias pré-marcadas na cavidade bucal na presença de soro fisiológico, fisostigmina e atropina.

INFERÊNCIA

O tempo que as sementes de papoila demoram a deslocar o ponto previamente marcado com soro fisiológico normal é para a fisostigmina e para a atropina.

A fisostigmina reduz e a atropina aumenta o tempo que o objeto demora a deslocar-se do ponto pré-marcado no maxilar inferior até ao esófago.

S.n.	Corpo wtg	Tempo (seg.) nas várias fases das convulsões				
		Flexão	Extensor	Clonus	Estupor	Recuperação /Morte

EFEITO ANTICONVULSIVO DE MEDICAMENTOS PELO MÉTODO MES

Objetivo: Estudar a atividade anticonvulsiva da fenitoína contra convulsões induzidas por electrochoques máximos em ratos.

PRINCÍPIO:

Podem ser estudados em animais de laboratório diferentes tipos de epilepsia, ou seja, epilepsia do tipo grandmal, petit mal ou psicomotora. As convulsões induzidas pelo choque elétrico máximo (EEM) em animais representam a epilepsia de tipo avó. Do mesmo modo, as convulsões quimio-induzidas pelo pentilenotetrazol, que produzem convulsões do tipo clónico, assemelham-se a convulsões do tipo petit mal.

Nas convulsões MES, o choque elétrico é aplicado através dos eléctrodos da córnea. Através da estimulação ótica, produz-se a excitação cortical. As convulsões EEM dividem-se em cinco fases: a) flexão tónica, b) convulsões clónicas, c) extensões tóxicas, d) estupor e e) recuperação ou morte. Considera-se que uma substância possui propriedades anticonvulsivantes se reduzir ou abolir a fase extensora das convulsões MES. Este procedimento pode ser utilizado para estudar a convulsão tanto em ratos como em ratinhos.

REQUISITOS

Animais: Ratos (150-200g)

Medicamentos: Fenitoína (Dose 25 mg/kg; preparar uma solução-mãe contendo 5mg/ml do fármaco e injetar 0,5 ml/100g de peso corporal do animal).

Equipamento: Electro-convulsiómetro, elétrodo da córnea (aplicar uma corrente de 150 mA durante 0,2 s), cronómetro.

PROCEDIMENTO

1. Pesar e numerar os animais. Dividir os animais em 2 grupos, cada um constituído por 4-5 ratos. Um grupo é utilizado como controlo e o outro para o tratamento com o medicamento (fenitoína).
2. Segurar o animal adequadamente, colocar eléctrodos corneanos na córnea e aplicar a corrente prescrita. Anotar as diferentes fases das conclusões, ou seja, (a) flexão tónica; (b) fase extensora tónica; (c) convulsão clónica; (d) estupor; e (e) recuperação ou morte. Anotar o tempo (segundos) despendido pelo animal na fase das convulsões. Repetir com os outros animais do grupo de controlo.
3. Injetar fenitoína por via intraperitoneal num grupo de 4-5 ratos. Aguardar 30 minutos e submeter os animais a electroconvulsões como descrito na etapa 2
4. Observar a redução do tempo ou a abolição da fase extensora tónica das convulsões MES.

INFERÊNCIA

A fenitoína é um fármaco antiepilético utilizado na epilepsia avulsa.

Reduziu as diferentes fases das convulsões induzidas pelo EEM.

EFEITO DA PILOCARPINA

S. Não	Tempo em minutos	Diâmetro da pupila (mm)		Reflexo da luz		Reflexo da córnea	
		Controlo	Teste	Controlo	Teste	Controlo	Teste
1.	0						
2.	5						
3.	10						

4.	15						
5.	20						
6.	25						
7.	30						

"+" - presente "-" - ausente

EFEITO DAATROPINA

S. Não	**Tempo em minutos**	**Diâmetro da pupila (mm)**		**Reflexo da luz**		**Reflexo da córnea**	
		Controlo	**Teste**	**Controlo**	**Teste**	**Controlo**	**Teste**
1.	0						
2.	5						
3.	10						
4.	15						
5.	20						
6.	25						
7.	30						

"+" - presente "-" - ausente

EFEITO DOS MEDICAMENTOS NO OLHO DO COELHO

Objetivo: Estudar o efeito da pilocarpina, da atropina e da efedrina no olho do coelho.

PRINCÍPIO:

- O olho do coelho é utilizado como modelo para avaliar os mióticos, os midriáticos e os anestésicos locais. Os parâmetros de avaliação são o diâmetro da pupila, o reflexo da luz e o reflexo da córnea. O diâmetro da pupila indica se um composto é um miótico ou um midriático. O reflexo da luz ajuda a determinar se um composto produz ciclopegia e o reflexo da córnea ajuda a determinar se um composto tem uma atividade anestésica local.
- O olho do coelho é inervado tanto pelo sistema nervoso parassimpático como pelo sistema nervoso simpático. As fibras radiais ou pupilas dilatadoras da íris são inervadas pelo sistema nervoso simpático, enquanto as fibras circulares ou pupilas esfíncteres são inervadas pelo sistema nervoso parassimpático. O músculo ciliar também é suprido pelo sistema nervoso parassimpático.
- Os anticolinesterásicos e os medicamentos colinérgicos produzem contração das fibras circulares e dos músculos ciliares. Produzem miose sem alterar o reflexo da luz e o reflexo da córnea.
- O fármaco anticolinérgico Atropina antagoniza a ação da Ach libertada endogenamente nos músculos circulares e nos músculos ciliares. Isto produz midríase e perda do reflexo da luz, devido ao relaxamento dos músculos circulares e ciliares. Não há alteração do reflexo corneano.
- Os medicamentos adrenérgicos, como a efedrina, provocam a contração das fibras musculares radiais e produzem midríase. A luz e o reflexo corneano não são afectados.
- Os anestésicos locais, como a cocaína, produzem perda do reflexo corneano e podem

produzir midríase devido à sua tendência para libertar noradrenalina.

ANIMAIS UTILIZADOS: Coelho albino - 3 nos.

DROGAS UTILIZADAS: Pilocarpina 1%, Atropina 1%, Efedrina 2%

APARELHOS NECESSÁRIOS: Suporte para coelho, maçarico, algodão, conta-gotas, régua de 6

PROCEDIMENTO:

1. É utilizado um coelho separado para testar cada medicamento.
2. Colocar o coelho no porta-coelhos com a cabeça para fora.
3.

EFEITO DA EFEDRINA

S. Não	Tempo em minutos	Diâmetro da pupila (mm)		Reflexo da luz		Reflexo da córnea	
		Controlo	Teste	Controlo	Teste	Controlo	Teste
1.	0						
2.	5						
3.	10						
4.	15						
5.	20						
6.	25						
7.	30						

"+" - presente "-" - ausente

4. Aparar as pestanas do animal com uma tesoura.
5. Com uma régua, medir o diâmetro da pupila de ambos os olhos.
6. O reflexo corneano é verificado tocando na córnea com uma mecha de algodão trazida dos lados do animal.
7. O reflexo da luz é verificado movendo um feixe de luz de uma lanterna de um lado para o outro em frente do olho. Um animal normal reage a esta exposição à luz por miose.
8. Um dos olhos é designado por "controlo" e o outro por "teste".
9. Instilam-se algumas gotas do medicamento a testar no olho "de ensaio". Para o efeito, puxa-se suavemente a pálpebra inferior do animal para formar uma bolsa e, em seguida, instila-se o medicamento com um conta-gotas. A pálpebra inferior é mantida durante alguns segundos, sendo depois fechada e massajada suavemente. Deve ter-se o cuidado de assegurar que o fármaco não **sai**

fora do olho. A hora da instilação do medicamento é registada.

10. No olho "Controlo" são instiladas algumas gotas de soro fisiológico.
11. O diâmetro da pupila, o reflexo da luz e o reflexo da córnea são registados, de 5 em 5 minutos, durante um período de 30 minutos, em ambos os olhos.

RELATÓRIO:

- Foram estudados os efeitos da pilocarpina, da atropina e da efedrina no olho do coelho.
- A pilocarpina produziu miose. O diâmetro da pupila diminuiu de mm para mm. Os reflexos luminosos e corneanos estavam intactos.
- A atropina produziu midríase. O diâmetro da pupila aumentou de mm para mm. O reflexo

da luz foi abolido após minutos. A córnea
reflexo estava intacto.

- A efedrina produziu midríase. O diâmetro da pupila aumentou de mm para mm. Não se registaram alterações nos reflexos luminosos e corneanos.

S.n.	Tempo após a injeção de lidocaína (minutos)	Número de respostas de rangidos em 6	
		Controlo	Teste
1	0	/6	/6
2.	5	/6	/6
3.	10	/6	/6
4.	15	/6	/6
5.	20	/6	/6
6.	25	/6	/6
7.	30	/6	/6

ACTIVIDADE ANESTÉSICA LOCAL - MÉTODO DA PÁPULA INTRADÉRMICA NA COBAIA

OBJECTIVO: Demonstrar o efeito anestésico local da lidocaína através do método intradérmico da pápula em cobaias

PRINCÍPIO

Os anestésicos locais são medicamentos que bloqueiam a condução nervosa ao longo dos neurónios. Provocam uma perda reversível da perceção sensorial, especialmente da dor numa área restrita do corpo. Alguns dos métodos de despistagem dos anestésicos locais são

a. Método da pápula intradérmica na cobaia.
b. Método Sollman - reflexo de retirada do pé na rã.
c. Método da córnea do olho de coelho.

A cobaia é utilizada como modelo para o rastreio dos anestésicos de superfície e dos anestésicos de infiltração. No modelo da cobaia, o anestésico local é injetado por via intradérmica e a resposta do animal a um estímulo é estudada. Quando a zona é picada com um alfinete, o animal normal reage com um guincho. Esta reação é designada por "resposta ao guincho". Quando o efeito do anestésico local começa, esta resposta é reduzida ou abolida.

ANIMAL UTILIZADO: Porquinho-da-índia

DROGA UTILIZADA: Lignocaína 1%

APARELHOS **UTILIZADOS:** Seringa de 1 ml com agulha, alfinetes

PROCEDIMENTO:

1. Um dia antes da experiência propriamente dita, os pêlos de ambos os lados dos flancos são removidos, raspando cuidadosamente a zona ou utilizando um creme depilatório. A zona é bem lavada após a remoção dos pêlos.
2. No dia da experiência, um dos lados do flange é marcado com "C" (controlo) e o outro com "t" (teste).
3. O controlo é injetado com 0,1 ml de solução salina normal por via intradérmica e o lado de teste é injetado com 0,1 ml de solução de lidocaína a 1%. A hora da injeção é anotada.
4. As bolhas ou pápulas formadas pela injeção são marcadas com uma caneta de marcação.
5. A resposta do guincho é testada nos animais aos 0, 5, 10, 15, 20, 25 e 30 minutos após a injeção. A resposta ao guincho é verificada picando as pápulas com um intervalo de 3-5 segundos. O número de vezes que a picada provoca uma resposta de guincho é registado de 5 em 5 minutos, tanto no lado de controlo como no lado de teste.

RELATÓRIO:

O efeito anestésico local da lidocaína foi demonstrado pelo método intradérmico da cobaia. O número de respostas de guincho reduziu-se gradualmente ao fim de 30 minutos; verificou-se que era. No lado injetado com solução salina normal, verificou-se

não houve aumento no número de respostas de guincho, indicando que a ação é localizada.

S.N.	TEMPO	CONTROLO			TESTE		
		CORNÉIA L REFLEX	ALUNO DIÂMETRO	LUZ REFLEX	CORNÉIA L REFLEX	ALUNO DIÂMETRO	LUZ REFLEX

ACTIVIDADE ANESTÉSICA LOCAL - MODELO DA CÓRNEA DO OLHO DE COELHO

OBJECTIVO:

Demonstrar o efeito anestésico local da lidocaína através do método de anestesia de superfície no olho do coelho.

PRINCÍPIO:

Na anestesia de superfície, é administrado um medicamento na conjuntiva do olho. Estuda-se o reflexo da córnea pelo objeto pontiagudo. O anestésico local produz um bloqueio de todos os nervos. Assim, a estimulação deste nervo não produz qualquer resposta (reflexo sensorial ou motor). O medicamento em estudo é aplicado entre o ponto de estimulação e o músculo. Quando o anestésico local é aplicado ou instilado no olho, suprime a atividade neuronal nessa zona.

PROCEDIMENTO:

Um coelho adulto é imobilizado numa coelheira e o reflexo corneano é verificado tocando com um tampão de algodão na córnea a partir do lado do animal. O anestésico local é instilado no olho. Após 5 minutos, o reflexo da córnea é novamente verificado. Este procedimento é repetido de 5 em 5 minutos até que o pestanejo volte a ocorrer. Regista-se o tempo decorrido entre o desaparecimento e o reaparecimento do reflexo da córnea.

INFERÊNCIA:

A perda do reflexo da córnea é observada após 5 minutos e é repetida durante alguns minutos.

RELATÓRIO:

Assim, foi estudada a perda transitória das sensações dolorosas e avaliado o efeito anestésico local.

REFERÊNCIAS

1. Tveden-Nyborg, P., Bergmann, T. K., & Lykkesfeldt, J. (2018). Basic & Clinical Pharmacology & Toxicology Policy for Experimental and Clinical studies (Política de Farmacologia Básica e Clínica e Toxicologia para estudos experimentais e clínicos). Basic & Clinical Pharmacology & Toxicology, 123(3), 233-235. https://doi.org/10.1111/bcpt.13059

2. Medhi, B. (2010). Instrumentos de uso comum no laboratório de farmacologia. Em Jaypee Brothers Medical Publishers (P) Ltd. eBooks (p. 76). https://doi.org/10.5005/jp/books/11381_3

3. Fox, J. G., Cohen, B. J., & Loew, F. M. (2015). Medicina de animais de laboratório. Em Elsevier eBooks (pp. 1-21). https://doi.org/10.1016/b978-0-12-409527-4.00001-8

4. Liu, S., Zhen, G., Meloni, B. P., Campbell, K., & Winn, H. R. (2009). DIRECTRIZES SOBRE MODELOS DE ROEDORES PARA ENSAIOS PRÉ-CLÍNICOS DE AVC (1.ª EDIÇÃO). Journal of Experimental Stroke & Translational Medicine, 2(2), 2-27. https://doi.org/10.6030/1939-067x-2.2.2

5. Parasuraman, S. (2022). Cuidados e manuseamento de animais de laboratório. In Introduction to Basics of Pharmacology and Toxicology (pp. 37-43). https://doi.org/10.1007/978-981- 19-5343-9_3

6. Krishnan, J. K. S., Arun, P., Chembukave, B., Appu, A. P., Vijayakumar, N., Moffett, J. R., Puthillathu, N., & Namboodiri, A. M. (2017). Efeito do método de administração, peso do animal e idade na entrega intranasal de drogas ao cérebro. Journal of Neuroscience Methods, 286, 16-21. https://doi.org/10.1016/j.jneumeth.2017.05.012

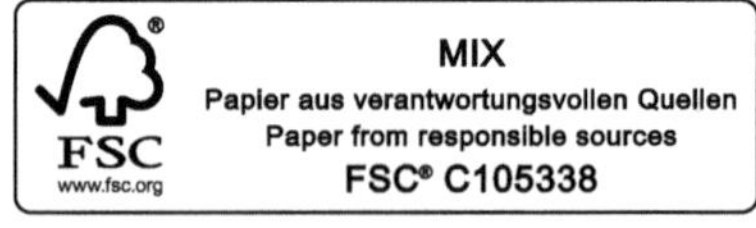

Printed by Books on Demand GmbH, Norderstedt / Germany